OBSERVATIONS

DE

LITHOTRITIE.

OUVRAGES DU MEME AUTEUR :

Recherches expérimentales sur l'absorption intestinale, communiquées à l'Académie des sciences.

Expériences sur divers points de physiologie et de pathologie ; recueil de notes lues à l'Académie de médecine.

Mémoire sur les altérations du sang , lu à l'Académie des sciences.

Note sur un moyen d'éclairer l'urèthre et la vessie, de manière à voir dans leur intérieur, lue à l'Académie des sciences.

Mémoire sur la cautérisation des rétrécissemens organiques de l'urèthre, présenté à l'Académie des sciences.

Note sur un porte-caustique propre à appliquer le nitrate d'argent à toute profondeur dans l'urèthre, et à l'y faire agir avec précision sur un ou plusieurs points et même circulairement, lue à l'Académie de médecine.

Mémoire sur un instrument avec lequel on incise les rétrécissemens organiques de l'urèthre sans s'exposer à léser les parties saines de ce canal , communiqué à l'Académie de médecine.

Traité des rétentions d'urine et des maladies qu'elles produisent vol. de 640 pages in-8°, avec 10 planches in-fol.

OBSERVATIONS

DE

LITHOTRITIE,

SUIVIES

DE QUELQUES RÉFLEXIONS,

PAR P.-S. SÉGALAS,

DOCTEUR ET AGRÉGÉ LIBRE DE LA FACULTÉ DE MÉDECINE
DE PARIS,
PROFESSEUR DE PHYSIOLOGIE ET DE PATHOLOGIE,
MEMBRE DE L'ACADÉMIE ROYALE
DE MÉDECINE, ETC.

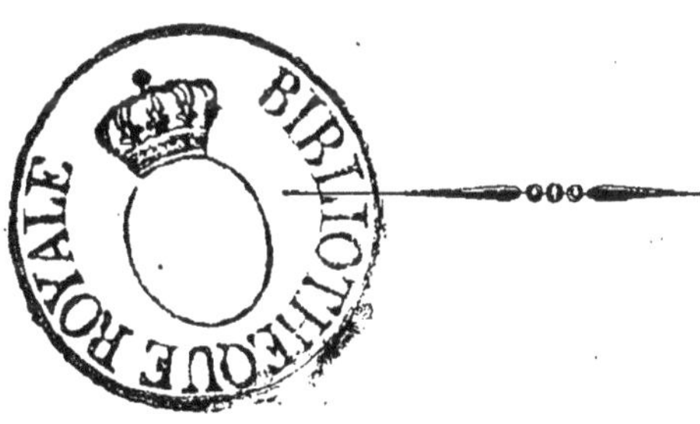

PARIS,

DE L'IMPRIMERIE DE LACHEVARDIERE,
Rue du Colombier, n° 3o.

JUIN 1831.

Je publierai probablement plus tard la série entière de mes opérations de lithotritie , ainsi que les considérations auxquelles j'aurai été conduit par leur comparaison ; aujourd'hui , mon but unique est de témoigner en faveur de cette méthode nouvelle de combattre les affections calculeuses de la vessie , en réunissant ici quelques observations qu'à difrentes époques j'ai communiquées à l'Académie royale de médecine.

OBSERVATIONS

DE

LITHOTRITIE,

COMMUNIQUÉES

A L'ACADÉMIE ROYALE

DE MÉDECINE (1).

Première observation,

Lue dans la séance du 4 août 1829.

LITHOTRITIE SUR UNE FILLE DE TROIS ANS.

Une fille de trois ans éprouvait, depuis près de trente mois, quelques symptômes de calcul à la vessie, entre autres des besoins fréquens d'uriner et des douleurs en y satisfaisant. Néanmoins, examinée il y a environ un an, par plusieurs praticiens expérimentés, et particulière-

---

(1) Ces observations, à l'exception de la dernière, ont été communiquées en présence des personnes opérées et guéries.

ment par un des membres de cette Académie,
elle n'avait offert aucun corps étranger à la
sonde. On se bornait donc à l'emploi des
moyens antiphlogistiques et des soins de ré-
gime, quand les parens de l'enfant crurent
apercevoir, pendant un grand effort d'excrétion, un corps blanc au fond de l'urèthre. Avec
cette nouvelle donnée, ils allèrent consulter
M. le docteur *Bossion*, à Beaumont.

Cet habile praticien, ne pouvant douter de
l'existence d'une pierre dans la vessie, encore
que, dans la crainte de causer des douleurs
inutiles, il se fût abstenu du cathétérisme, eut
la bonté de m'adresser la petite malade.

Lorsqu'elle me fut présentée, il y a environ
dix mois, elle éprouvait des besoins d'uriner
extrêmement fréquens, et poussait, à chaque
excrétion, des cris violens et prolongés. Il y
avait même des jours où les urines coulaient
d'une manière continue. On voyait avec cela
un dépérissement manifeste, et il existait une
diarrhée qui se renouvelait fort souvent.

Une sonde d'argent, portée dans la vessie,
me fit reconnaître immédiatement l'existence
d'un calcul volumineux, et l'examen avec le
speculum m'amena à le croire composé de phos-

phate de chaux, c'est-à-dire très friable. Je pensai dès lors que la lithotritie serait praticable, et je la proposai.

Cette opération a été faite avec succès, mais non sans quelque difficulté. La frayeur inspirée par ma présence amenait l'excrétion instantanée de la petite quantité d'urine restée dans la vessie; de même, l'eau que j'y injectais, était aussitôt rejetée, et les parois du viscère, venant embrasser étroitement le calcul, opposaient de la résistance au développement des mors de ma pince.

Malgré cette fâcheuse condition, j'ai été assez heureux pour saisir la pierre dès la première séance, et pour en extraire plusieurs fragmens. Plus tard, j'ai pu obvier jusqu'à un certain point à l'inconvénient dont je parle, en plaçant sur mon lithotriteur un obturateur mobile en gomme élastique, et en me ménageant, à l'aide d'une ouverture faite sur la canule, et d'une cannelure pratiquée sur la pince, la faculté de pousser de l'eau dans la vessie, après y avoir introduit l'instrument. Il a fallu, toutefois, dix séances pour obtenir l'extraction totale du calcul.

J'aurais pu, sans doute, hâter ce résultat en

prolongeant chaque application; mais l'enfant était épuisé par le dévoiement, et, quoiqu'il n'y eût aucun symptôme d'irritation vive des organes génito-urinaires, j'ai cru devoir mettre beaucoup de réserve dans l'emploi d'instrumens de cette nature chez un être aussi frêle, aussi délicat. Je n'ai pas eu à me repentir de ma conduite : le succès est plein et entier.

Il n'y a plus de calcul dans la vessie; le dévoiement a cessé; la malade, qui, depuis long-temps ne pouvait plus mettre pied à terre, se soutient debout et marche très bien. Elle a recouvré la faculté de garder les urines; elle les garde même assez long-temps.

Cette circonstance surtout me paraît à noter : je craignais que l'introduction répétée d'instrumens de fort diamètre, comme ceux dont j'ai fait usage, n'amenât un relâchement du col de la vessie, et qu'une incontinence d'urine n'en fût la conséquence, au moins temporaire.

Voici un bon nombre de fragmens du calcul. Ils paraissent être formés de phosphate de chaux à l'extérieur, et avoir de l'acide urique pour noyau (1).

___

(1) Ce jugement sur la composition du calcul a été

J'ai pensé que ce nouveau fait de lithotritie pratiquée avec succès était digne d'être soumis à l'Académie :

1° Par l'âge et le sexe du sujet ;

2° Par l'obscurité qui a régné long-temps dans le diagnostic de la maladie ;

3° Par l'idée exacte que l'examen du calcul avec le *speculum* m'a donnée de sa composition extérieure ;

4° Par la difficulté que l'état habituel de vacuité de la vessie a apportée à l'opération ;

5° Par le moyen simple par lequel j'ai pu y remédier ;

6° Enfin, par le succès complet que nous avons obtenu.

---

confirmé depuis par l'analyse que M. *Dublanc* jeune en a faite, avec le soin extrême qu'il apporte à tous ses travaux.

Deuxième observation,

Communiquée dans la séance du 5 janvier 1830.

LITHOTRITIE EN QUATRE SÉANCES FORT RAPPROCHÉES.

J'ai l'honneur de présenter à l'Académie un malade chez lequel j'ai pratiqué la lithotritie avec des résultats qui me paraissent dignes de remarque. C'est un homme de trente-six ans, négociant dans une ville de la Haute-Marne.

Il souffrait dans la région rénale droite depuis quinze ans, et, depuis six mois, il éprouvait des hématuries fréquentes et des dérangemens instantanés dans le cours des urines. Cependant le cathétérisme, pratiqué à Nancy, il y a six mois, par un habile médecin, et répété, tout dernièrement à Paris, par un chirurgien renommé pour la lithotritie, n'avait fait reconnaître la présence d'aucun corps étranger.

Assuré de cette présence dès la première introduction de la sonde, je n'avais, pour y remédier, qu'un temps extrêmement limité; des affaires urgentes appelaient le malade chez lui. Cette considération m'a déterminé à agir avec plus de célérité qu'on n'a coutume d'en apporter dans l'application des instrumens lithotriteurs : j'ai opéré le malade deux fois en vingt-quatre heures, et deux autres fois en deux jours.

Une ischurie de très peu de durée, après la seconde séance, est le seul accident qui ait été observé. Il n'y a eu ni fièvre, ni dérangement dans les fonctions digestives. Les urines sont restées constamment belles.

Tous les symptômes de l'affection calculeuse ont disparu, et, dans deux explorations successives de la vessie, faites avec mon honorable confrère M. le docteur *Olmade*, nous n'avons plus senti vestige de pierre.

Voici les fragmens qui ont été recueillis; ils sont composés d'urate d'ammoniaque.

Ce fait de lithotritie est propre à montrer la possibilité de rapprocher les séances opératoires, et d'abréger ainsi la durée du broiement

Troisième observation,

Communiquée dans la séance du 9 février 1830.

___

LITHOTRITIE EN UNE SÉANCE.

J'ai demandé la parole pour rapporter un fait de lithotritie qui, sans infirmer ce qui a été dit à la dernière séance par M. *Dubois* (1), sur les difficultés de la lithotritie, vient, avec d'autres faits que j'ai communiqués à l'Académie, attester que ces difficultés sont, dans beaucoup de cas, moindres qu'on ne le croirait au premier abord.

___

(1) Dans la séance du 2 février, à l'occasion d'un rapport que je venais de faire, au nom d'une commission de l'Académie, et en réponse à une question sur la lithotritie adressée par M. le ministre de l'intérieur, M. le baron *Dubois*, alors président, avait parlé des difficultés offertes par cette opération : *Elle réclame,* dit le célèbre chirurgien, *une rare intelligence et une main des plus exercées.* (Journal hebdomadaire de médecine, n° 72, page 281.)

Un propriétaire de Sens éprouvait, depuis sept ans, de fréquentes envies d'uriner, et, depuis quatre mois, il était sujet à des hématuries après un exercice prolongé à pied ou en voiture. Cependant le cours des urines était libre, et aucune douleur ne se faisait sentir avant, pendant ou après leur excrétion ; il y avait seulement, de temps à autre, un sentiment de picotement à l'extrémité du gland. Les urines étaient habituellement belles.

Arrivé à Paris, le 27 du mois dernier, M.***, auquel j'avais donné à entendre, par correspondance, qu'il pouvait avoir un calcul dans la vessie, vint se faire sonder le jour même. Le cathétérisme, répété dans plusieurs positions, ne me fit reconnaître aucun corps étranger. Une nouvelle exploration, faite le surlendemain 29, eut pour résultat de me faire constater la présence d'un calcul; mais le toucher médiat ne l'accusait que vaguement, et l'oreille n'entendait le choc de l'instrument sur lui qu'autant qu'elle était appliquée sur le pubis.

Cette circonstance, les difficultés éprouvées pour trouver la pierre, la pleine liberté du cours des urines, l'absence des douleurs après leur excrétion, le bon état habituel des urines, et surtout l'existence de colonnes charnues très développées, me firent penser que la pierre était chatonnée, au moins partiellement, et craindre d'avoir de grandes difficultés à l'extraire.

Cependant, comme je la supposais peu volumineuse, que la vessie était saine, le malade plein de courage et de confiance, je n'hésitai pas à proposer la lithotritie.

Elle a été pratiquée le lundi, 1ᵉʳ de ce mois, malgré la rigueur du temps, malgré quelques symptômes d'entérite : le désir qu'avait le malade d'être promptement rendu à ses affaires m'a fait prendre ce parti.

D'abord, la sonde d'argent, introduite pour faire l'injection, ne m'a pas fait sentir la pierre. Ensuite, des recherches, faites avec un instrument de lithotritie, sont restées sans résultat. Mais, après l'injection d'une nouvelle quantité d'eau, le corps étranger a pu être touché, déplacé et saisi. Il avait le volume d'une grosse noisette. Il a été broyé sans peine, et extrait en partie immédiatement. Une autre partie du détritus a été rendue avec les premières urines, et le reste dans les vingt-quatre heures qui ont suivi.

Le samedi 6, j'ai fait une exploration, d'abord avec la sonde, puis avec l'instrument lithotriteur. Elle m'a convaincu que la vessie est entièrement débarrassée.

Ainsi une seule séance opératoire a suffi pour amener la guérison.

Le malade est âgé de soixante-dix ans ; il est présent à la séance ; il se fera un plaisir de répondre aux questions qu'on voudra lui adresser.

Il n'y a eu aucun accident à la suite de cette opération : seulement, un dévoiement qui existait avant, et qui était un peu calmé le jour du broiement, s'est reproduit le lendemain. Il diminue graduellement.

———

Je me réserve de soumettre plus tard à l'Académie quelques réflexions qui m'ont été suggérées par la pratique de la lithotritie. Je me borne pour le moment à citer un nouveau fait en faveur d'une méthode à laquelle nous sommes redevables d'un grand nombre de cures, et particulièrement de celle d'un membre illustre de cette compagnie.

Quatrième observation,

Communiquée dans la séance du 2 novembre 1830.

MALADIE COMPLEXE DES VOIES URINAIRES.

Blennorrhagie, rétrécissement de l'urèthre, fistules, calcul, lithotritie.

Un malade, âgé de cinquante-trois ans, avait été affecté, il y a vingt-deux ans, d'une uréthrite vénérienne. Celle-ci, traitée dès le principe par des injections d'acétate de plomb, n'a jamais cédé complètement ; il est toujours resté un léger écoulement. Il s'y est joint, par la suite, il y a de cela une dizaine d'années, de la difficulté à uriner. Cette dysurie, comme c'est assez l'ordinaire, a augmenté graduellement, et a nécessité enfin, après deux années, les secours de l'art. Mais le rétrécissement, car c'était là la cause de la dysurie, avait fait de tels progrès qu'un de nos premiers chirurgiens ne put arriver à la vessie qu'après trois mois entiers de tentatives.

Le séjour d'une sonde, pendant une cinquantaine de jours, ramena le canal à sa largeur naturelle, et le malade put se croire guéri. Dix-huit mois plus tard, il fut pris de nouveau de rétention d'urine, et, à la suite de plusieurs attaques de cette maladie, il s'établit une fistule au périnée. Il fallut recourir à de nouveaux soins : ils furent donnés par un autre chirurgien. Cette fois, une sonde parvint à la vessie assez promptement ; sous son influence, l'urèthre reprit sa largeur, et la fistule disparut. Une année après, de nouvelles difficultés d'uriner ont été suivies de l'apparition de nouvelles fistules, et, malgré les efforts d'un praticien de mérite, celles-ci, au nombre de trois, ne se sont plus fermées.

Lorsque je vis le malade pour la première fois, vers la fin de l'hiver dernier, il n'urinait presque plus par le méat urinaire, le liquide tombait comme d'un arrosoir par le périnée, et celui-ci était occupé par un amas de tumeurs dures et douloureuses. Depuis une année, tous les essais faits pour arriver à la vessie avaient été vains.

Après avoir exploré le canal avec beaucoup d'attention, et reconnu l'existence d'une fausse route, je présentai une petite sonde de gomme élastique, à l'aide d'un conducteur à bouton, et je fus assez heureux pour voir sortir l'urine. Cet instrument fut laissé à demeure, puis remplacé par de plus gros. En deux mois, les tumeurs du périnée furent fondues, et les fistules réduites à une.

Nous en étions là, quand le malade, entraîné par ses affaires, négligea de venir faire changer sa sonde, et la garda pendant *six semaines*. Au bout de ce temps, elle était altérée à un point extrême. Je craignis de ne pouvoir la retirer; j'appelai la nature à mon secours, en laissant l'urine s'accumuler dans la vessie, car il n'y avait pas moyen d'y pratiquer une injection, la sonde était obstruée; et, dans un moment où le malade fit effort pour uriner, je ramenai l'instrument en son entier. Il était chargé de phosphate de chaux.

Je devais craindre d'avoir laissé des fragmens de ce sel dans la vessie, j'y poussai des injections émollientes, et je recommandai au malade de changer la sonde tous les trois ou quatre jours.

Malgré ce soin, malgré la précaution de boire abondamment, deux mois après, des

symptômes de pierre dans la vessie se sont ma-
nifestés.

L'indication n'était pas douteuse : la lithotritie a été pratiquée, et le malade débarrassé
d'une pierre assez volumineuse. Je la crois
composée de phosphate de chaux.

Le soin que j'ai pensé devoir prendre de lais-
ser une sonde à demeure après le broiement,
à cause de la fistule, m'a forcé de consacrer
cinq séances à une opération que, sans cette
circonstance, j'eusse probablement terminée
en une ou deux.

La disposition lithique chez ce malade est
telle qu'il ne m'est pas arrivé une seule fois de
retirer la sonde sans incrustation. Le dernier
instrument de ce genre qui ait été mis en
usage n'est resté que quatre jours en place,
et il est surchargé de sel. Aussi ai-je pris le
parti de renoncer à l'emploi de la sonde à demeure.

———

Cette observation est remarquable sous plusieurs rapports, et particulièrement:

1° Par le fait peu rare, mais important
d'une uréthrite traitée par l'acétate de plomb,
et donnant lieu à un rétrécissement extrême ;

2° Par le temps, trois mois pleins, qu'un chirurgien de premier ordre a dû mettre pour arriver dans la vessie, sans doute, parce qu'il usait des moyens ordinaires;

3° Par l'impossibilité où s'est trouvé un médecin de mérite de pénétrer dans ce réservoir, pendant toute une année;

4° Par la facilité avec laquelle mes procédés m'ont fait atteindre le but;

5° Par le danger que le malade a couru de voir une portion de sonde rester dans la vessie;

6° Par la formation d'un calcul dans cet organe, due probablement à la séparation d'une parcelle du sel qui incrustait la sonde;

7° Par le succès du broiement, nonobstant les conditions fâcheuses dans lesquelles le malade se trouvait placé.

Cinquième observation,

Communiquée dans la séance du 17 mai 1831.

CALCUL D'OXALATE DE CHAUX, DÉVELOPPÉ SOUS L'INFLUENCE D'UNE ALIMENTATION OU DOMINAIT L'OSEILLE, ET DÉTRUIT PAR LE BROIEMENT EN UNE SÉANCE.

La spécialité à laquelle je me livre, depuis plusieurs années, m'a donné occasion de recueillir un certain nombre de faits de lithotritie : la plupart, comme ceux que j'ai déjà communiqués à l'Académie, témoignent hautement en faveur de cette opération ; aucun ne lui est absolument contraire.

Celui que je vais faire connaître, et que je dois à la bienveillance d'un de nos anciens présidens, de M. *Bourdois de Lamothe*, ne fait pas exception. Aussi est-ce moins sous le rapport du broiement, qui a été suivi d'un plein succès, sans avoir présenté d'incident extraordinaire, que sous le point de vue de l'étiologie des affections calculeuses, que cette observation m'a paru digne de vous être soumise.

Un receveur des douanes (1), homme de quarante-cinq à quarante-six ans, d'une constitution forte, et d'un tempérament très nerveux, éprouva de la dyspepsie, et quelques autres symptômes d'un embarras gastrique, à la suite de soins prolongés donnés à une mère gravement malade. Cet état des voies digestives, et un goût décidé pour l'alimentation végétale le portent à éloigner de sa table les viandes et les potages gras, et, pendant quelques semaines, il se nourrit, à peu près exclusivement, de légumes, de potages aux herbes, d'œufs à l'oseille, et d'autres mets où l'oseille se trouve seule ou en abondance.

C'était au mois de juillet. Arrivent les grandes journées ; à peine sont-elles passées, que le malade éprouve une colique néphrétique des plus fortes, et, pendant quarante-huit heures, il ne fait que souffrir. Les douleurs cessent enfin ; mais après une semaine de calme, elles reparaissent plus vives que jamais, et se

______

(1) Neveu d'un membre de l'Académie, d'un ancien doyen de la Faculté de médecine de Paris.

prolongent encore près de trente-six heures.

Le malade fait ensuite, sans rien ressentir, plusieurs voyages dans une ville de province, sa résidence actuelle. Puis, au mois de décembre, après une petite course à pied, il aperçoit un changement de couleur dans ses urines : elles sont brunes, et restent telles plusieurs heures de suite. Elles redeviennent encore brunes d'abord en janvier, pendant un assez long voyage en voiture, puis en février, après une course en char-à-bancs.

Le médecin ordinaire, M. le docteur *Valete*, est consulté. Il constate une hématurie, et tenant compte avec raison des coliques éprouvées précédemment, il explique ce symptôme par l'action d'un corps étranger dans les voies urinaires. Raisonnant d'après cela, dans l'hypothèse qui devait paraître la plus probable, savoir celle d'un gravier ou d'un calcul d'acide urique, il prescrit du bicarbonate de soude, à la dose d'un demi-gros par jour. Puis, reconnaissant la possibilité d'une erreur à cet égard, il suspend toute médication, et fait sentir au malade la nécessité de procéder à l'examen de la vessie.

Suivant ce conseil, le malade se met en route

pour Paris, et bientôt ses urines se montrent chargées de sang.

Je l'ai vu le jour même de son arrivée ici, le 2 avril : la présence du sang dans les urines n'était pas équivoque.

Le 3, les urines étaient revenues à l'état naturel. Je partageai l'opinion de M. *Valette* sur l'existence d'un corps étranger; cependant je me bornai à l'exploration de l'urèthre, et, après m'être assuré que ce canal était libre, je me retirai. L'introduction d'une bougie molle de cire avait suffi pour déterminer une syncope prolongée.

Le 4, je pus examiner la vessie, deux fois de suite, avec la sonde d'argent. Dans ma première recherche je n'éprouvai aucune sensation de corps étranger. La vessie était à *colonnes* et peu distendue; je fis une injection d'eau tiède. Le développement qu'elle amena me permit de reconnaître la présence d'un corps étranger, mobile et de petit diamètre.

Après un peu de repos, le 8, je portai de nouveau une sonde dans la vessie, et je m'en servis pour une injection et une troisième exploration. Celle-ci eut un résultat négatif; je ne rencontrai point le corps étranger; cependant je n'hésitai point à faire usage du lithotriteur. Suivant mon usage, j'en pris un à trois branches, et à peine fut-il introduit et ouvert dans la vessie, qu'il se trouva en rapport avec le calcul.

Saisir celui-ci, le briser et en extraire une partie, fut l'affaire d'un moment. Ensuite, par une seconde et une troisième introduction de la pince, j'amenai de nouveaux fragmens ; l'expulsion des autres fut confiée à la nature, et elle ne tarda pas à les faire sortir.

Trois jours après, le 11, l'examen de la vessie, fait avec toutes les précautions et l'attention possibles, d'abord par la sonde, puis par le lithotriteur, et dans des conditions variées, ne me fit ressentir rien d'étranger à cet organe. Depuis, plusieurs courses à pied et une longue course en voiture ont été faites dans le but de s'assurer si la vessie était parfaitement débarrassée. Cette expérience n'a pas démenti le résultat de l'exploration par les instrumens. Tout se réunit à présent pour montrer que la guérison est complète.

Notre honorable collègue, M. *Chevalier*, m'a prêté le secours de son talent d'analyse pour apprécier la nature des fragmens du calcul : ils sont composés d'*oxalate de chaux*, comme l'annonçaient leur forme et surtout leur dureté.

———

Cette observation amène plusieurs réflexions :

1° Le calcul s'est-il formé dans la vessie, ou bien y est-il venu des reins ? Cette dernière hypothèse me paraît être la plus admissible, surtout à cause des coliques néphrétiques que le malade a éprouvées.

2° Quelle circonstance a déterminé la formation du calcul ? La théorie et l'observation s'accordent pour montrer sa cause prochaine dans l'usage abusif de l'oseille comme aliment.

A la vérité, la vie sédentaire que le malade a menée pendant quelque temps, et les émotions produites par les évènemens de juillet sur une organisation aussi nerveuse, aussi irritable, ont pu coopérer à ce résultat, les émotions surtout ; beaucoup de faits établissent leur influence sous ce rapport. Il en est un qui, sans doute, est à la connaissance de plusieurs des personnes qui sont ici ; il a pour sujet un des membres de cette compagnie. Très nerveux, très impressionnable, cet académicien ne peut éprouver une émotion un peu vive sans voir ses urines déposer presque aussitôt, sous forme de sable, une grande quantité d'acide urique.

3° Éviter les alimens qui contiennent de l'acide oxalique, et particulièrement l'oseille, voilà, sans nul doute, la première précaution à prendre pour éviter la récidive chez mon malade. Une seconde indication à remplir, et celle-ci est commune à toutes les dispositions calculeuses, c'est de faire passer beaucoup d'eau par les voies urinaires. Viennent ensuite d'autres précautions hygiéniques; mais ce n'est pas ici le lieu de les rappeler.

4° Le calcul était petit, et néanmoins il faisait souffrir, et amenait des hématuries abondantes. La nature, la disposition en aiguilles de sa surface, explique ce fait. Mais une considération importante en dérive relativement à la lithotritie : c'est qu'on aurait probablement hésité à soumettre aux chances de la taille un homme dans un tel état de santé, et que, d'un autre côté, en temporisant, on eût laissé les souffrances du malade se prolonger, sa position s'aggraver.

5° On a pu remarquer que, parmi les trois explorations faites avec la sonde d'argent, deux ont été vaines, tandis que la seule introduction de la pince à trois branches a suffi pour faire rencontrer la pierre. C'est une observation journalière, pour les chirurgiens qui s'occupent de lithotritie, que cette facilité que l'on a à trouver un calcul avec le lithotriteur. De là, plus de précision et de promptitude dans le diagnostic de cette affection, et, partant, moins d'hésitation dans l'emploi des moyens propres à la combattre.

6° La lithotritie n'a donné lieu à aucun accident, elle n'a demandé aucune préparation, elle n'a exigé aucun soin spécial, encore que le malade fût assez impressionnable pour se trouver mal sous la seule influence d'une bougie de cire portée dans un canal très libre. Quelle différence entre cette opération et la lithotomie la plus simple, la mieux faite, la plus heureuse! Encore un petit nombre d'années, et la lithotritie sera généralement adoptée, généralement pratiquée ; et la taille ne sera plus qu'un moyen extrême réservé pour quelques circonstances exceptionnelles, pour quelques malades assez négligens ou assez pusillanimes pour ne point recourir au broiement, tandis

qu'il en était temps, c'est-à-dire avant le développement excessif de la pierre, ou l'altération
profonde de la vessie.

FIN.

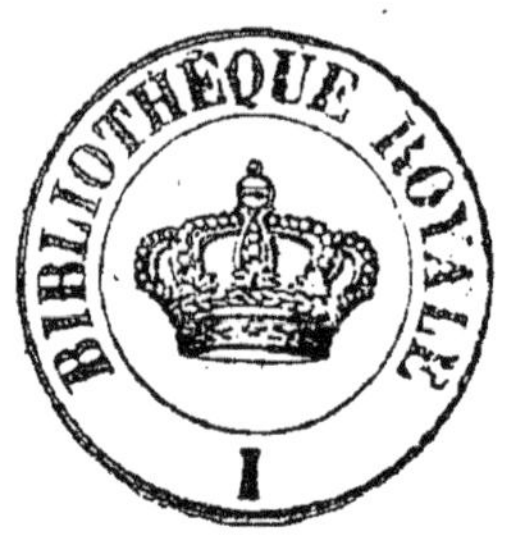